AF586596

Travail du Laboratoire de Thérapeutique expérimentale

LE NARCYL

ÉTUDE EXPÉRIMENTALE

THÈSE

PRÉSENTÉE

A LA FACULTÉ DE MÉDECINE DE L'UNIVERSITÉ DE GENÈVE

POUR OBTENIR

LE GRADE DE DOCTEUR EN MEDECINE

PAR

Mme Alma Drzewiecka-Dowgierd

GENÈVE

IMPRIMERIE CH. ZOELLNER, RUE DU MONT-BLANC, 3

1905

N° 85

(7)

La Faculté de Médecine, sur le préavis de M. le Prof. A. Mayor, autorise l'impression de la thèse présentée par Mme Alma Drzewiecka-Dowgierd intitulée :

Le Narcyl, étude expérimentale

sans exprimer d'opinion sur les propositions qui y sont énoncées.

Genève, le 10 juillet 1905.

Le Doyen,

Dr A. MAYOR.

A M. le professeur A. Mayor

Hommage respectueux

AVANT-PROPOS

Les alcaloïdes de l'opium et leurs dérivés ont toujours présenté un intérêt tout particulier tant pour le médecin praticien que pour le thérapeute. En effet, nous trouvons dans l'opium des richesses vraiment inépuisables qui nous permettent de lutter plus ou moins efficacement contre un grand nombre d'affections d'étiologie souvent très différente. Avons-nous affaire à une névralgie, à une péritonite, ou à une toux rebelle d'un tuberculeux, c'est vers les opiacés que notre pensée se dirige tout d'abord.

Cependant les qualités incontestables de la morphine ne peuvent faire oublier ses inconvénients non moins réels, et ce médicament tout en étant précieux, n'en reste pas moins dangereux; nous savons que tous les appareils de l'organisme humain subissent l'influence fâcheuse de la morphine, que les enfants ne la supportent pour ainsi dire pas; ajoutons à cela le danger de la morphinomanie et nous comprendrons que la morphine soit entre les mains du praticien une arme à double tranchant.

Il est tout naturel que depuis fort longtemps l'on ait cherché parmi les alcaloïdes de l'opium des substances qui, prises dans leur ensemble eussent les avantages de la morphine sans en présenter les inconvénients; mais il apparaît, quand on parcourt les recherches faites dans ce domaine que c'est encore dans la morphine que les propriétés diverses des opiacés atteignent leur plus haute expression; elle en résume les qualités mais aussi les défauts.

Parmi les autres alcaloïdes de l'opium toutefois, c'est sur la narcéine qu'après les travaux de Cl. Bernard, l'attention fut tout d'abord attirée.

La narcéine fut découverte en 1832 par Pelletier, qui la considérait comme inactive; elle fut étudiée en 1852 par Ch. Lecomte, qui fit connaître ses propriétés hypnotiques, mais c'est surtout Cl. Bernard qui, en 1870, fit une étude approfondie de ce corps. Il démontra que comme hypnotique la narcéine est supérieure à la morphine, en ce que le sommeil narcéinique se rapproche davantage du sommeil normal que celui provoqué par la morphine; au réveil on n'observerait pas de parésie, ni cette espèce d'obnubilation intellectuelle produite par la morphine. Laborde, en 1865, affirme de son côté que les enfants peuvent bénéficier des propriétés hypnotiques de la narcéine au même titre que les adultes.

Les autres propriétés de la narcéine, telles que son action analgésique, antispasmodique et anexosmotique ont été étudiées tant expérimentalement que cliniquement par un nombre considérable d'auteurs, parmi lesquels on peut mentionner Debout, Béhier, Ch. Lecomte, Bonchut, Rabuteau, Brown-Séquard, etc. Tous sont arrivés à considérer cet alcaloïde comme un des meilleurs succédanés de la morphine, voire même comme supérieur à celle-ci. Cependant, graduellement, et à mesure que l'on se rapproche des temps actuels, l'on voit la narcéine perdre la vogue dont elle avait joui et tomber même à peu près dans l'oubli.

Certainement parmi les raisons qui l'ont fait délaisser, il faut compter sa faible solubilité et son prix élevé.

Mais avant tout cette défaveur résulte de ce que le manque de pureté des échantillons avec lesquels avaient travaillé Cl. Bernard et ses contemporains, paraît avoir été la raison principale de son apparente activité. Depuis le travail de Schrœder, nous en sommes revenus à l'opinion qui fut celle de Pelletier, à savoir que la narcéine est un corps trop peu actif. Or, récemment, partant de ce principe, établi par les recherches pharmacodynamiques récentes, que l'éthylation accentue beaucoup l'activité médicamenteuse, l'on a songé à obtenir, en partant de la narcéine, une substance réellement utilisable en thérapeutique. M. Grémy, notamment, étant arrivé à fabriquer industriellement la narcéine, en a préparé les éthers. L'éthylnarcéine étant peu soluble, comme la narcéine elle-même, M. Grémy s'est adressé à son sel chlorhydrique; c'est à ce chlorhydrate d'éthylnarcéine qu'il a donné le nom de narcyl. — Nous saisissons l'occasion qui nous est offerte ici de le remercier vivement de l'obligeance qu'il a eue de nous envoyer de son nouveau médicament une quantité amplement suffisante pour faire toutes les recherches que nous allons rapporter.

PREMIÈRE PARTIE

CHAPITRE Ier

Constitution et propriétés physiques du Narcyl

D'après MM. Freund et Frankfurter, la narcéine a pour formule :

$$C_{23}H_{27}AzO_8 + 3\,H_2O.$$

Pour préparer le narcyl, M. Grémy se sert de la solution alcoolique de narcéinate de sodium :

$$C_{23}H_{26}AzO_8Na$$

et ensuite par des procédés divers, qu'il a fait breveter, il obtient l'éthylnarcéine.

Quant au chlorhydrate d'éthylnarcéine ou narcyl, il répond à la formule suivante :

$$C_{25}H_{31}AzO_8HCl.$$

Le narcyl se présente sous la forme de fines aiguilles blanches, qui fondent à 205-206°. Il n'exhale aucune odeur ; sa saveur est très amère.

Le narcyl est difficilement soluble dans l'eau distillée à la température ambiante, mais chauffé à environ 37° centigrades il se dissout très bien, dans la proportion de 1 : 120.

L'addition de benzoate de soude, de cinnamate de soude et d'acide citrique augmente la solubilité du narcyl. Le narcyl est peu soluble dans l'éther, la benzine, l'éther de pétrole. Il se dissout très facilement dans l'alcool et le chloroforme.

La solution aqueuse du narcyl bleuit faiblement le papier rouge de tournesol.

D'après MM. Pouchet et Chevalier le narcyl possède un certain nombre de réactions dont les unes montrent sa parenté avec la narcéine, tandis que les autres l'en distinguent.

La réaction principale qui différencie le narcyl d'avec la narcéine est la suivante: si on traite une solution aqueuse de narcyl par une solution étendue de soude caustique, l'on obtient un précipité blanc cristallin, insoluble à froid dans un excès de réactif, mais soluble à chaud.

Une solution aqueuse de chlorhydrate de narcéine traitée de même façon, donne aussi un précipité; mais sous l'influence d'un excès d'alcali, le précipité se redissout instantanément à froid.

CHAPITRE II

Propriétés physiologiques

a) Toxicité

D'après MM. Chevalier et Pouchet, qui ont étudié l'action du narcyl sur la grenouille, le cobaye et le chien, une injection à dose suffisante d'une solution de narcyl provoque toujours une phase d'hypérexcitabilité, suivie d'une phase convulsive. Si la dose n'est pas mortelle on observe une diminution générale de la sensibilité, de la parésie ou même de la paralysie des membres, surtout des membres postérieurs, et de la dyspnée. Si la dose est toxique l'animal présente une respiration pénible, haletante, de plus en plus espacée ; puis vient une phase de respiration spasmodique ; enfin la mort survient par asphyxie.

A l'autopsie, on constate que le cœur est arrêté en diastole, gorgé de sang noir ; quant aux poumons et aux organes abdominaux ils sont fortement congestionnés.

Ces auteurs évaluent la dose toxique pour les cobayes à 0,14 gr. par kilogramme d'animal, et pour le chien 0,10 à 0,12 gr. par kilogramme. Donc, quant à la toxicité chez l'animal le narcyl paraît se placer au premier rang parmi les alcaloïdes de l'opium ou leurs dérivés étudiés au cours de ces dernières années et usités en thérapeutique. En effet, M. Mayor[1] nous donne pour le cobaye le tableau suivant :

Le chlorhydrate de morphine tue le cobaye à raison de 0,500 gr. par kilogramme.

Le chlorhydrate de codéine tue le cobaye à raison de 0,210 gr. par kilogramme.

L'héroïne solubilisée par ClH tue le cobaye à raison de 0,200 gr. par kilogramme.

La dionine tue le cobaye à raison de 0,150 gr. par kilogramme.

Le narcyl viendrait donc ensuite, il tue le cobaye à raison de 0,140 gr. par kilogramme.

[1] Les dérivés de la morphine utilisés en thérapeutique. Etude pharmacodynamique par A. Mayor. Revue médicale de la Suisse romande, 1901-1902.

b) Action sur le cœur et la circulation

L'étude de l'action cardiovasculaire du narcyl a été faite par MM. Chevalier et Pouchet [1] et par M. Noé [2].

En injectant une dose thérapeutique chez la grenouille MM. Ch. et P. observent tout d'abord un ralentissement des contractions cardiaques avec augmentation d'amplitude, ensuite on voit un dédoublement systolique avec ralentissement . Si l'on continue l'injection jusqu'aux doses toxiques et mortelles on observe de l'arythmie, une diminution de l'amplitude des contractions cardiaques; puis un ralentissement progressif jusqu'à la mort. Pour se rendre compte sur quelle partie du système nerveux porte l'action du narcyl, les expérimentateurs répètent la même expérience sur une autre grenouille de même poids sur laquelle on a préalablement sectionné la moelle au-dessous du bulbe. Le tracé montre alors seulement le ralentissement des contractions cardiaques, puis, au bout de 28 minutes environ, un affaiblissement graduel jusqu'à la mort.

Les auteurs concluent que le narcyl exerce une action paralysante bulbaire. M. Noé étudie l'action du narcyl sur le cœur de la grenouille de la même façon que les auteurs mentionnés ci-dessus, c'est-à-dire avec les centres nerveux intacts, puis avec les centres nerveux détruits, mais il arrive à des conclusions opposées; en effet, voici ce qu'il croit: La

[1] Chevalier et Pouchet. Etude pharmacodynamique du Narcyl. Société de thérapeutique, 23 novembre 1904.

[2] Noé. Propriétés pharmacodynaniques du Narcyl. Arch. gen. de médecine, Nos des 9, 16 et 23 février 1904.

« comparaison de ces résultats (grenouille aux centres intacts) avec ceux que l'on obtient après destruction du bulbe et du cerveau, montre que, dans « les deux cas le ralentissement et l'augmentation d'amplitude des systoles cardiaques éprouvent sensiblement des variations de même ordre. Chez la grenouille à système nerveux intact le ralentissement « cardiaque n'est pas plus rapide que chez la grenouille à bulbe sectionné et à cerveau détruit. On « peut donc dire que le narcyl n'agit pas ou n'agit « que très légèrement sur le bulbe et le cerveau et que « son influence sur le cœur ne s'exerce point par « l'intermédiaire du pneumogastrique. »

En ce qui concerne l'action du narcyl sur la pression sanguine les mêmes auteurs l'ont étudiée sur le chien et voici les résultats auquels ils sont arrivés: MM. Chevalier et Pouchet constatent immédiatement après l'injection une baisse de la pression sanguine qui ultérieurement a une tendance à se relever. Si la dose est toxique la pression redescend pour baisser graduellement et progressivement jusqu'à la mort. Ils attribuent cette baisse à la paralysie des centres vaso-moteurs et du sympathique, surtout du splanchnique.

M. Noé constate une légère baisse de la pression sanguine une demi-heure seulement après l'injection, baisse très peu accentuée qui ne tarde pas à faire place à un mouvement de réascension. Il trouve que l'abaissement le plus fort, soit 68 p. 100, ne se produit qu'au bout d'une heure et quart.

c) Respiration

MM. Chevalier et Pouchet ont trouvé que, même à faibles doses, le narcyl exerce une action intense sur l'appareil respiratoire et que cette action se rapproche beaucoup de celle exercée par les éthers de la morphine et en particulier de l'héroïne.

M. Noé conclut au contraire que l'action du narcyl sur la respiration diffère profondément de celle de la morphine ou de ses dérivés, pour cette raison que le narcyl ne donne jamais le ralentissement initial observé avec la morphine. Nous verrons que nos expériences nous amènent à la même conclusion.

d) Système nerveux

Le narcyl à doses thérapeutiques (Chevalier et Pouchet) exerce sur le système nerveux une action légèrement excitante; puis une action sédative sur le cerveau, le bulbe et la moelle. Il exerce également une action analgésiante locale et aussi générale, celle-ci moins accentuée. En aucun cas, il ne peut être considéré comme un hypnotique, ni comme un hypno-anesthésique.

L'hypérexcitabilité de l'écorce cérébrale se montre même après usage de doses faibles. Les animaux s'agitent, présentent des mouvements choréiformes, etc.

Le cervelet est également atteint, ce qu'indiquent des phénomènes d'incoordination motrice, de la trémulation.

Ces phénomènes cessent avec l'apparition de la période de sédation.

e) **Appareil digestif et urinaire**

Les auteurs que nous avons nommés sont d'accord sur ce point que le narcyl n'exerce aucune action spéciale sur le système digestif et urinaire. Il semble toutefois diminuer les contractions péristaltiques des intestins.

CHAPITRE III

Etude clinique du Narcyl

Les propriétés thérapeutiques du narcyl ont été étudiées par différents auteurs, qui tous le considèrent comme un sédatif de la toux par excellence. M. Noé[1] notamment en vante l'action tout spéciament favorable sur la toux des tuberculeux. Cet auteur range le narcyl parmi les médicaments diminuant la sensibilité de la muqueuse trachéobronchique, sans atteindre d'autre fonction de notre organisme. Le narcyl n'agissant ni sur le cœur, ni sur le système nerveux central; et, d'autre part, étant dépourvu d'une action narcotique, se trouverait donc être un médicament idéal.

M. Debono rapporte dans la deuxième partie de sa thèse[2] un certain nombre d'observations, dans lesquelles il dit avoir obtenu des résultats satisfaisants en s'adressant au narcyl comme à un antispasmodique, analgésique et sédatif du système nerveux. M. Debono précise les cas où, à son avis, l'usage

[1] J. Noé. La toux. Son traitement rationnel.

[2] P. Debono. Etude du Narcyl et de ses effets cliniques. Thèse de Paris, 1904.

du narcyl est indiqué. Ce serait : 1. En injections sous-cutanées et comme sédatif de la cellule nerveuse, conditions dans lesquelles il remplacerait la morphine ; 2. comme analgésique, tout en reconnaissant que dans les cas graves c'est à la morphine qu'il faut donner la préférence ; 3. comme anexosmotique, surtout agissant contre la diarrhée ; il ne produit pas alors la constipation opiniâtre que laissent après eux l'opium et la morphine ; 4. comme antispasmodique, surtout dans le domaine des voies respiratoires. Donc, toutes les fois qu'on a affaire à la toux spasmodique, il serait utile de recourir au narcyl.

M. Martinet[1] dit avoir obtenu de bons résultats en employant le narcyl contre la toux des enfants. Tout récemment, M. Berlioz[2] a présenté une note dans laquelle il dit que le narcyl a les qualités suivantes : 1° il n'entrave pas la nutrition ; 2° ne diminue pas l'appétit ; 3° n'altère pas la digestion ; 4° ne trouble pas les fonctions intestinales ; 5° ne nuit pas à la circulation. D'autre part, il calme manifestement les accès de toux ; son action se montre surtout effective dans la toux émétisante des tuberculeux.

M. Berlioz estime que la toxicité du narcyl est si faible qu'il en faudrait 6 à 8 grammes pour tuer un homme de 60 kilogrammes.

En résumé, les opinions sont unanimes en ce qui concerne la valeur thérapeutique du narcyl, comme sédatif de la toux par excellence.

[1] A. Martinet. Narcyl dans le traitement de la toux. Presse médicale n° 15, 1905.

[2] F. Berlioz. Bulletin de la Société de thérapeutique de Paris. Séance du 19 mai 1905. Etude sur l'emploi du Narcyl dans la toux, spécialement chez les tuberculeux.

DEUXIEME PARTIE

Expériences personnelles

Nos expériences ont porté sur l'action générale, la respiration et les effets cardio-vasculaires.

Les effets généraux ont été étudiés sur les lapins, les chats et les chiens libres.

La respiration a été étudiée à l'aide de l'appareil de Marey sur le lapin.

Quant à la pression et circulation elles ont été enregistrées à l'aide du kymographion de Ludwig sur le lapin et sur le chien. Nous allons dans ce qui suit exposer les résultats de nos recherches.

CHAPITRE Ier

Action générale et toxicité

Nous avons étudié l'action générale du narcyl chez le lapin, en employant l'injection intraveineuse comme voie de pénétration du médicament dans l'organisme; chez le chien et le chat nous avons pratiqué l'injection sous-cutanée.

Il est beaucoup plus facile, en ce qui concerne le lapin, de fixer la dose mortelle, que celle pour laquelle les symptômes de l'intoxication commencent à se manifester. En effet, les lapins réagissent d'une façon très différente d'individu à individu; du reste, la cause de cette sensibilité remarquable du lapin vis-à-vis du narcyl ne pouvait souvent s'expliquer.

D'une façon générale, nous avons remarqué que les lapins polypnéiques supportaient moins bien le narcyl que les lapins à respiration normale. Une fois nous avons vu la mort survenir presque immédiatement après la première injection; laquelle pour un lapin de 1800 gr. ne représentait même pas 1 centigr. de narcyl par kilogramme. L'autopsie révèla que l'animal était atteint d'une myocardite.

En moyenne cependant, et en injections intraveineuses, les doses de 2 à 3 cgr. par kilogramme peuvent amener déjà différents phénomènes manifestes d'intoxication et la dose mortelle peut être évaluée de 10 à 12 cgr., par kilogramme.

Nous pouvons résumer comme suit les phénomènes que nous avions observés en expérimentant sur le lapin, et en pratiquant l'injection dans la veine auriculaire

L'injection elle-même ne paraît pas être douloureuse; l'animal reste tranquille pendant toute la durée de l'injection.

Celle-ci accélère d'abord vivement la respiration; suivant la résistance plus ou moins grande de l'animal, cette phase se prolonge pendant un temps plus ou moins long 15 à 30 minutes. A mesure qu'une quantité plus grande de médicament pénètre dans l'organisme, nous observons une vasodilatation, très aisément visible sur l'oreille du lapin, en même temps que la pupille se retient légèrement. Ensuite on voit survenir un tremblement généralisé assez intense, ou bien quelques secousses convulsives assez espacéees l'une de l'autre. Le lapin devient un peu agité, tourne la tête de différents côtés, cherche à s'enfuir. Si on le pose à terre il se blottit dans un coin, l'air effrayé.

Bientôt un autre phénomène fait son apparition: c'est la parésie des 4 membres. Il devient impossible au lapin de se tenir sur ses pattes, lesquelles glissent de côté et d'autre, laissant le corps reposer entièrement sur le plan de la table. L'animal, de plus en plus agité, cherche vainement à se déplacer; les mouvements désespérés de ses membres restent infructueux.

Bientôt surviennent de grandes secousses convulsives, cloniques et toniques; puis le lapin tombe raidi, sur le côté, faisant de grandes inspirations et ouvrant largement la bouche. Ces inspirations deviennent de plus en plus pénibles et la mort survient par arrêt de la respiration.

En comparant les résultats que nous avions obtenus avec le narcyl et ceux que l'on observe avec la morphine et ses dérivés, nous voyons que chez le lapin le narcyl est surtout un poison convulsivant, qu'il n'est que très faiblement hypnotique. Dans toutes nos expériences nous avons constaté que la phase initiale, provoquée par la morphine, qui consiste en un engourdissement et une sorte de torpeur intellectuelle, manque avec le narcyl. Nous constations seulement au début une accélération des mouvements respiratoires, et ensuite de la trémulation, des convulsions, etc., car l'affaiblissement, l'état paralytique auquel donne lieu le narcyl semble tout à fait indépendant d'un véritable état narcotique.

Son action paraîtrait se rapprocher un peu de celle de la dionine, médicament qui réduit au minimum le phénomène de la narcose, tandis que les convulsions apparaissent de bonne heure; si la dionine ne donnait point lieu, comme les autres dérivés de la morphine à ce phénomène si important du ralentissement respiratoire, et si l'action parésiante du narcyl n'était pas si frappante.

En examinant le tableau comparatif, que nous trouvons dans le travail du professeur Mayor, en ce qui concerne la toxicité de la morphine et de ses dérivés chez le lapin, nous pouvons établir quelle place le narcyl y doit occuper.

Le chlorhydrate de morphine tue le lapin		à raison de 0 gr. 400	par kilogramme.
La codéine	»	0 gr. 065	»
La dionine	»	0 gr. 048	»
L'héroïne	»	0 gr. 038	»
La péronine	»	0 gr. 025	»

Le chiffre de toxicité (0 gr. 12 p. kilogr.) que nous avons obtenu indiquerait que le narcyl chez le lapin se trouve être plus toxique que la morphine, moins toxique que la codéine et les autres corps qui suivent. Mais nos recherches n'ont point été menées exactement suivant la même technique; nos injections n'étaient point absolument continues. Il en résulte que le chiffre que nous avons obtenu est peut-être un peu fort. L'équivalent toxique du narcyl est probablement plus proche de celui de la codéine. D'autre part nous savons que les résultats obtenus chez l'animal, et notamment chez le lapin, ne concordent pas avec ceux que la pratique nous fournit chez l'homme.

En effet, chez l'homme la morphine est plus toxique que la codéine, tandis que chez l'animal c'est l'inverse qu'on observe.

Si l'on accepte à ce sujet l'interprétation du prof. Mayor, le narcyl qui amène une accélération de la respiration, puis, mais tardivement, un ralentissement qui est postérieur à l'apparition des convulsions, devrait être, chez l'homme, notablement moins toxique que la morphine et même que la codéine.

Chez le chien nous avons étudié l'action générale du narcyl au moyen de l'injection sous-cutanée.

Nous avons commencé avec des doses très faibles, 2 ½ cgr. par kilogramme d'animal. Cette injection a rendu l'animal un peu somnolent; environ 45 minutes après la première injection on lui en a fait une deuxième avec la même quantité; ce qui donnait en tout 5 cgr. de narcyl par kilogramme. Vingt minutes après la deuxième injection l'animal trémulait légèrement et présentait quelques faibles secousses. Trente-cinq minutes après l'injection le chien vomit plusieurs fois à des intervalles d'un quart d'heure.

Il n'a pas présenté d'autres phénomènes.

Dans une deuxième expérience nous avons injecté d'emblée 5 cgr. de narcyl par kilogramme. L'injection a donné lieu à un état de somnolence assez marqué. Trente minutes après l'injection le chien ne pouvait se tenir sur ses pattes; il restait couché. Survinrent alors des vomissements qui se répétèrent 7 fois dans l'espace d'une heure.

Ensuite (1 ½ h. après l'injection) l'animal s'agita et fut pris d'un tremblement modéré; sa pupille était légèrement rétrécie.

Dans la suite cette agitation augmenta; le chien tournait la tête de différents côtés, ou la relevait vivement; à peine couché il se relevait brusquement dressant les oreilles, puis se recouchant, pour, un instant après, sauter comme pour attraper quelque objet. Deux heures et demie après le début de l'expérience le calme paraissait renaître.

On l'abandonne alors.

Chez le chien les phénomènes d'hypnose ont donc été très modérés, quoique plus nets que chez le lapin. Mais ils étaient accompagnés par un état de faiblesse très accentué et par des vomissements. Une fois cette crise passée, ce que l'on observe chez l'animal qui n'a reçu qu'une petite dose du médicament, c'est un état d'agitation subdélirante. Par contre, comme nous le verrons chez les animaux auxquels nous avons injecté le narcyl dans les veines pour en étudier les effets cardiovasculaires, l'augmentation graduelle de la dose du médicament amène un état convulsif pareil à celui que nous avons observé chez le lapin.

Nous avons aussi expérimenté sur deux chats, en leur pratiquant des injections sous-cutanées. L'un des chats pesait 3155 gr., l'autre, âgé de six semaines, 1280 gr.

Nous avons pratiqué sur eux une première fois l'injection de 3 cm^3 de solution au plus jeune, et de 6 cm^3 au plus âgé; et le jour suivant une injection de 6 cm^3 au premier et de 12 cm^3 de solution au second; ce qui équivalait à des doses de 0 gr. 025, 0 gr. 05 et 0 gr. 10 de sel.

Les résultats que nous avons obtenus sont les suivants. Tout d'abord, il faut remarquer que le jeune animal a été notablement plus influencé par le narcyl que le chat adulte. Chez le premier qui avait reçu 3 cm^3 s'est produit au bout de 29 minutes une accélération très appréciable de la respiration; au bout de 35 minutes il présentait un tremblement généralisé assez accusé. Tous ces phénomènes disparurent au bout d'une heure; l'animal restait tranquillement couché dans un coin, ne paraissant pas du tout incommodé. Le jour suivant, ayant reçu une dose double le petit chat ne tremblait pas; par contre il a vomi 15 minutes après l'injection.

Le chat adulte n'a rien présenté de particulier ni à la première ni à la deuxième injection. Il ne s'est produit qu'une faible accélération de la respiration; à un moment donné il avait l'air d'être un peu inquiet; il tournait la tête comme s'il cherchait ou attendait quelque chose. Mais tout cela ne dura pas plus de 5 à 10 minutes, et il a fini par se coucher tranquillement.

Or nous savons que chez le chat, la morphine et l'héroïne provoquent de l'excitation cérébrale intense, même avec des doses minimes, 5, 10 et 15 milligrammes.

Ici encore la dionine qui excite notablement moins le chat que la morphine et l'héroïne, et qui, au contraire le met dans un état de demi-assoupissement qui confine de près au sommeil, semblerait posséder une action pharmacodynamique analogue à celle que nous venons d'enregistrer avec le narcyl.

Ajoutons que les quelques expériences que nous avons faites avec le narcyl dans la masse cérébrale du cobaye nous ont donné des résultats parallèles à ceux obtenus chez le chat. Le délire procursif de la morphine a fait complètement défaut chez nos animaux traités par le narcyl.

CHAPITRE II

Respiration

Nous avons étudié les effets du narcyl sur la respiration chez les lapins au moyen de l'appareil de Marey. Nous avons introduit le médicament dans l'appareil vasculaire toujours de la même façon, c'est-à-dire par injections intermittentes d'une solution de narcyl dans la veine auriculaire postérieure. Après avoir enregistré sur le cylindre la respiration normale, nous avons interrompu la marche de l'appareil. Les tracés suivants ont été pris l'un immédiatement avant, et l'autre immédiatement après chaque injection ; de sorte qu'on pouvait se rendre compte de l'effet immédiat, puis de l'effet éloigné de l'injection. Ces expériences avaient pour but d'établir l'action respiratoire du narcyl pris successivement à doses faibles, toxiques et mortelles.

Elles comprennent deux séries. Dans une première série l'injection a été poussée jusqu'à la mort ; dans une deuxième série on a cessé l'injection dès l'apparition des phénomènes d'intoxication grave, qui sont pour le narcyl : ralentissement de la respiration, trémulations et convulsions.

Chaque injection était toujours conduite de façon à introduire dans l'organisme 1 cm³ de solution par minute et ceci afin de rendre la pénétration du poison le moins brutale possible.

Nous n'exposerons ici en détail que deux expériences représentant chacune l'un de deux types expérimentaux. Elles permettent de bien se rendre compte des effets du narcyl sur la respiration ; et toutes les autres expériences de ce groupe concordaient entre elles.

Expérience N° 1.

Lapin de 2255 gr.

Début de l'expérience à 3 heures.

Injections de 5 en 5 minutes.

Le nombre des respirations depuis le commencement jusqu'à la fin de l'expérience a subi des variations suivantes :

Temps.		Resp.	Observations.
h.	m.		
3	—	70	Respiration normale.
			1re injection, 4 cm³.
3	6	159	
3	11	94	
			2me injection, 4 cm³.
3	17	134	Une secousse convulsive.
3	22	88	La pupille est légèrement rétrécie.
			3me injection, 4 cm³.
3	28	127	Respiration un peu irrégulière.
3	33	94	Redevient régulière.
			4me injection, 4 cm³.
3	37	40	Respiration spasmodique.
3	38	63	
3	39	60	
3	44	64	Convulsions faibles.
3	54	68	Le tracé redevient régulier.
3	55	70	

A 4 heures l'animal est mis en liberté. Il présente de la paralysie des quatre membres, un tremblement généralisé assez intense. Il a l'air effrayé, se blottit dans un coin. A 6 heures le tremblement a cessé: l'animal a l'air plus rassuré; il commence à se traîner un peu sur ses pattes. Le lendemain le lapin est complètement remis.

En consultant le tableau ci-dessus nous voyons donc que la respiration s'accélère immédiatement après la première injection, mais qu'au bout de 5 minutes elle s'est ralentie de nouveau toutefois en demeurant plus rapide que normalement. Chaque nouvelle injection reproduit le même phénomène. Mais après la quatrième injection l'on constate, au contraire, un ralentissement très accentué (40 R. par minute). C'est ici le début de la période dangereuse; le tracé devient irrégulier, la respiration est spasmodique; mais, comme nous cessons les injections, le nombre des respirations s'accroît peu à peu et se rapproche de la normale, en même temps que le tracé se régularise. L'animal a reçu en tout 16 cm^3 de solution de narcyl à 1:125, soit 0,065 gr. par kilogramme.

Nous avons fait 5 autres expériences du même type avec des résultats semblables.

Expérience N° 2.

Lapin de 1910 gr.

Temps.		Resp.	Observations.
h.	m.		
3	7	60	Respiration normale.
			1re injection.
3	14	103	
3	17	82	

2me injection.

Convulsions; la pupille se rétrécit.

Temps.		Resp.	Observations.
h.	m.		
3	23	48	
3	30	132	Convulsions.
3	35	183	
			3me injection.
3	40	178	
3	45	167	
			4me injection.
			Convulsions très violentes.
3	47	9	
3	49	4	
3	50	0	Mort.

Cette expérience nous montre, comme la précédente que l'injection du narcyl a immédiatement accéléré la respiration; naturellement cette accélération est à son maximum aussitôt après l'injection, et tend à s'atténuer peu à peu. Chaque injection subséquente produit une nouvelle accélération, tant que la dose ne devient pas toxique. Si, après qu'on a obtenu le ralentissement, on cesse toute injection (comme dans l'expérience No 1) la respiration, de lente et irrégulière devient de plus en plus régulière, tend à reprendre sa rapidité normale, et même la dépasse. Si, au contraire, on pousse l'intoxication plus loin, l'animal devient rapidement apnéique et ne tarde pas à succomber asphyxié.

Nous avons fait 5 autres expériences du même type avec des résultats semblables.

En ce qui concerne la forme du tracé lui-même, nous y remarquons les modifications suivantes :

1. Bien que l'accélération se soit produite, le rythme respiratoire n'est pas encore atteint dans sa régularité ; la plume dessine une courbe régulière.

2. Quand les convulsions apparaissent, la régularité respiratoire ne se maintient plus ; l'amplitude des mouvements varie infiniment ; le tracé nous montre des oscillations respiratoires tantôt larges, tantôt presque nulles.

3. Après les crises convulsives l'animal immobilise son thorax en inspiration, ce qui se traduit sur le cylindre par une ligne droite.

A mesure que la période toxique progresse la courbe qui traduit chaque respiration change de type : son sommet en quelque sorte s'efface, se trouve remplacé par une sorte de plateau.

Pour diminuer la brusquerie de l'arrivée du poison au cœur, nous avons fait une expérience en utilisant pour l'injection la voie artérielle. C'est-à-dire en introduisant la canule à injection dans le bout central de l'artère fémorale, mise à nu dans la partie interne du triangle de Scarpa.

L'effet considéré dans son ensemble ne différait pas de celui que nous avions observé avec les injections intraveineuses.

Les premières injections ont accéléré la respiration. Mais après un certain nombre d'injections la ligne ascendante qui, sur le graphique, reproduit ce phénomène, se trouve remplacée par un trait descendant progressivement jusqu'au moment de la mort de l'animal.

Dans cette expérience nous avons constaté ce fait intéressant que le lapin quoique polypnéique (respiration normale 220) a vu ses mouvements respiratoires s'accélérer encore sous l'influence du narcyl et atteindre 250 par minute après la première injection et jusqu'à 265 après la deuxième. Ainsi même chez un lapin polypnéique et avec une injection intraartérielle dont les effets sont plus lents à se manifester, le narcyl, dès la première injection, a réussi à faire monter la courbe de la respiration.

Pour arriver à tuer le lapin par injections intraartérielles, il a fallu employer une dose double de celle qui était nécessaire en injections intraveineuses.

Une autre différence consiste en ce fait que les convulsions, toujours violentes avec l'injection intraveineuse, ont ici été très faibles. L'animal a présenté quelques secousses convulsives assez modérées au milieu de l'expérience. Elles n'ont pas été suivies brusquement de l'arrêt de la respiration; celui-ci amené graduellement ne s'est produit qu'une heure après les convulsions.

Pour élucider la question de l'action respiratoire du narcyl d'une façon plus compète, nous avons fait quelques expériences sur le lapin, en changeant la voie de pénétration du médicament dans l'organisme et en empruntant les voies digestives. Comme lieu d'injection nous avons choisi le duodénum. Selon les habitudes du laboratoire on procédait comme suit: après avoir immobilisé le lapin sur le plateau de Malassez on prend à l'aide de l'appareil de Marey un tracé de sa respiration normale.

Ensuite on éthérise l'animal, et, une fois la narcose

obtenue, on fait une petite incision de l'abdomen au dessous du rebord costal droit et un peu en dehors du muscle droit. Après avoir sectionné la peau et les couches sous-jacentes y compris le péritoine on trouve le duodénum que l'on fixe avec un fil; le duodénum devenant alors facilement accessible, on ferme la plaie au moyen de deux points de suture, ne laissant ouvert que le bout supérieur de l'incision, juste suffisant pour amener l'anse duodénale au dehors. Ensuite, on laisse l'animal se réveiller et on prend de nouveau un tracé de sa respiration.

Aussitôt que l'on constate qu'elle est redevenue normale on pratique l'injection.

Nous reproduisons ici le résultat de nos expériences :

Expérience N° 1.

Lapin de 1505 gr.

Injection dans le duodénum de 22 1/4 cm^3 de solution de narcyl, soit 0,12 gr. par kilogramme.

Temps.		Resp.	Observations.
h.	m.		
3	20	115	Début de l'expérience. Resp. normale.
3	35	-	Ethérisation et laparotomie.
			On laisse le lapin se réveiller.
3	55	143	On prend le tracé.
4	—	106	» »
4	3	—	Injection de 22 1/4 cm_3 de solution de narcyl.
4	7	107	
4	10	100	
4	13	106	
4	15	86	

Temps.		Resp.	Observations.
h.	m.		
4	16	72	Le lapin commence à respirer péniblement.
4	18	62	L'inspiration devient saccadée.
4	20	59	La respiration est surtout thoracique. Les narines se dilatent à chaque inspiration.
4	23	60	La respiration devient de plus en plus pénible.
4	25	55	
4	30	50	Le lapin ouvre la bouche à chaque inspiration.
4	35	47	
4	39	—	Convulsions.
4	40	43	
4	55	46	
4	58	—	Convulsions.
5	—	—	»
5	5	20	Le lapin est en tétanos. Il pousse en cri.
5	6	19	
5	8	9	
5	10	0	Mort.

Il paraissait donc qu'injecté dans le duodénum, le narcyl exerçait sur la respiration un effet diamétralement opposé à celui qu'il développe lorsqu'on l'injecte dans l'appareil circulatoire.

Mais l'état rapidement inquiétant qui avait suivi l'injection nous a fait soupçonner qu'il pourrait être intervenu un de ces collapsus qu'on observe parfois après les injections abondantes dans l'appareil digestif du lapin et du chien. Les expériences suivantes montrent qu'il en était réellement ainsi.

Expérience N° 2.

Lapin de 1760 gr.

Injection dans le duodénum et par doses successives, de 45 cm³ de narcyl en solution 1 : 125, soit 0,21 gr. par kilogramme.

Temps.		Resp.	Observations.
h.	m.		
2	54	95	Début de l'expérience. Resp. normale.
3	5		Ethérisation. Laparotomie.
			On laisse le lapin se réveiller.
3	39	118	
3	45	94	
			Injection de 15 cm³ de solution.
3	50	104	
3	54	107	La respiration est régulière.
3	58	136	
4	—	—	Injection de 5 cm³.
4	1	140	
4	3	145	
4	6	150	
4	20	143	Injection de 15 cm³.
4	23	120	
4	35	105	Convulsions.
4	38	—	»
4	40	—	Convulsions. La pupille est rétrécie. La respiration devient un peu pénible ; elle prend le type thoracique.
4	45	75	Convulsions. Les narines se dilatent à chaque inspiration.
4	48	—	Injection de 10 cm³.

Temps.		Resp.	Observations.
h.	m.		
4	50	64	Convulsions. La respiration devient spasmodique.
4	56	—	Convulsions. L'animal pousse des cris.
5	—	40	Convulsions.
4	15	17	
5	20	13	
5	24	—	Derniers mouvements respiratoires.
5	25	—	Mort.

Cette expérience a été répétée encore une fois avec un résultat identique.

Ces deux dernières expériences nous montrent que, en injections duodénales comme en injections intra-vasculaires, le narcyl agit à peu près de la même façon. Après la première injection la respiration s'est manifestement accélérée et se maintient telle pendant une demi-heure. L'injection suivante ne produit d'autre effet qu'une nouvelle accélération. Une troisième injection (15 cm³) détermine, au contraire, le ralentissement progressif.

Mais le tracé que nous avons sous les yeux, nous montre que le rythme n'est pas modifié. On pratique alors une dernière injection qui amène des convulsions, le ralentissement respiratoire en même temps que des modifications de rythme.

La mort arrive comme lorsqu'on injectait dans les veines, avec les mêmes phénomènes, sauf que les convulsions sont moins fréquentes et moins intenses.

Chez le chien nous voyons se reproduire les mêmes

phénomènes que nous avons observés chez le lapin: dès le début survient l'accélération du nombre des mouvements respiratoires; ensuite, avec l'apparition des convulsions les mouvements respiratoires subissent des variations énormes, portant sur leur nombre, leur amplitude et leur régularité.

On ne peut donc comparer l'action du narcyl sur la respiration à celle des autres dérivés de la morphine. L'on sait, en effet, et on peut s'en assurer sur les tracés reproduits dans le travail du prof. Mayor [1], que la morphine principalement, et avec elle la codéine, l'héroïne et la dionine, ralentissent la respiration dès le début de l'injection; seule la péronine paraît accélérer tout d'abord la respiration, mais cette accélération qui coïncide avec des mouvements de défense ne dure pas plus d'une demi-minute; après quoi la respiration se ralentit très brusquement.

Ici nous devons insister sur la divergence très nette des résultats de nos expériences et de ceux obtenus par MM. Pouchet et Chevalier. Ces auteurs disent: « Si l'on envisage les application thérapeutiques du narcyl on voit qu'il se rapproche, au point de vue de son action sur la respiration d'une façon très étroite de celle exercée par les éthers de la morphine et en particulier de l'héroïne. A doses thérapeutiques, en effet, le narcyl provoque surtout du ralentissement respiratoire. » Or, nous sommes arrivés à des résultats diamétralement opposés; sur 24 tracés que nous possédons, nous n'avons jamais constaté le ralentissement initial.

Nos expériences ne nous permettent pas non plus de conclure avec M. Noé que: « l'injection d'une forte dose augmente le nombre des respirations mais ni la forme, ni l'amplitude des courbes ne subissent de modification », et plus loin: « à fortes doses le narcyl amène dans les deux heures qui suivent l'injection une accélération très nette des mouvements respiratoires ». D'après nos expériences nous pouvons formuler nos résultats de la manière suivante:

A dose thérapeutique et dès le début le narcyl provoque toujours l'accélération respiratoire; dès que la courbe tombe au-dessous de la normale, c'est la phase toxique qui s'annonce; souvent même elle est brusquement mortelle.

C'est cette accélération primitive et notable de la respiration qui nous faisait dire plus haut que chez l'homme, où le danger mortel est au centre respiratoire, le narcyl serait vraisemblablement bien moins toxique que la morphine. Nous pouvons ajouter: l'enfant le supportera infiniment mieux.

CHAPITRE III

Action du Narcyl sur la toux

Nous avons d'autre part recherché si l'action sédatvie qu'exerce le narcyl sur le symptôme toux reconnaissait le même mécanisme qui explique en partie les effets de la codéine.

Nous avons donc expérimenté sur le lapin trachéotomisé, en suivant la technique indiquée par le professeur Mayor[1].

Deux lapins sont trachéotomisés. On examine leur sensibilité vis-à-vis de l'ammoniaque, en présentant devant la canule une petite boulette de coton, imbibée

[1] A. Mayor. La péronine et son action sur la toux. Revue médicale de la Suisse romande, 1898.

d'une solution d'ammoniaque commerciale à $1/4$; les deux lapins toussent presque immédiatement. Ensuite on injecte dans la veine auriculaire: au premier lapin une solution de codéine à raison de 1 cgr. par kilogramme; et au deuxième lapin une solution de narcyl à raison de 2 cgr. par kilogramme. On laisse s'écouler un laps de temps suffisant pour que s'éteigne la période d'agitation résultant de l'injection.

En présentant de nouveau au-devant des canules le coton trempé dans l'ammoniaque nous avons pu constater que les deux lapins se montraient également insensibles et la toux ne se produit pas. Et cependant le lapin qui a reçu le narcyl quoique plus favorisé au début paraît moins somnolent que celui auquel on a injecté la codéine: par la suite, à mesure que la parésie du narcyl s'atténue la différence entre l'aspect des deux animaux s'accentue sans que le résultat de la petite expérience diffère.

Cette expérience répétée à deux reprises nous a donné des résultats identiques; par contre avec la morphine, il faut pour éteindre le réflexe toux amener l'animal à un état de sommeil accentué.

CHAPITRE IV

Effets cardiovasculaires

Nous avons étudié les effets du narcyl sur le cœur et sur la circulation au moyen du kymographion de Ludwig.

Ici, comme pour la respiration, c'est surtout sur le lapin que nous avons expérimenté; nous avons au cours de quelques expériences sur le chien comparé les résultats que nous observions avec ceux obtenus chez le lapin.

Quant au procédé expérimental, après avoir trachéotomisé l'animal, on prenait la pression dans l'artère carotide; l'injection était poussée dans la veine jugulaire à raison de 1 à 1,5 cm³ par minute.

Nous avons employé tantôt les injections successives, tantôt l'injection continue.

Toutes nos expériences ont donné des résultats identiques. A part les variations inévitables dues à l'individualité du sujet la courbe obtenue a toujours conservé la même allure.

Nous allons exposer ici quelques-unes des plus typiques d'entre ces expériences.

A. Expériences sur le lapin

Expérience N° 1.

Lapin de 2035 gr.

Injection dans la veine jugulaire 26 cm³ de solution de narcyl 1 : 125; soit 0,10 cgr. par kilogramme.

Trachéotomie.

		Pr.	Puls.	Resp.
A 5 h. —	On commence l'expérience et on enregistre	100	272	64
5 h. 4 m.	On pratique la première injection.			
5 h. 8 m.	Fin de l'injection qui produit les variations suivantes........................	98	288	84
5 h. 15 m.	Immédiatement avant la 2me injection nous enregistrons........................	80	216	60

		Pr.	Puls.	Resp.
	Nous injectons 6 cm³. Au cours de cette injection le cœur devient de plus en plus irrégulier.			
5 h. 23 m.	Fin de la 2me injection.................	14	128	60
5 h. 30 m.	Avant le début de la 3me injection nous avons..................................	64	120	92
	Pendant la durée de cette injection la pression subit de grandes oscillations.			
5 h. 35 m.	Fin de la 3me injection.			
5 h. 40 m.	Avant le début de la 4me injection...	76	132	124
5 h. 45 m.	Fin de la 4me injection.			
	Rythme couplé. Quelques secousses convulsives.			
5 h. 50 m.	Immédiatement avant le début de la 5me injection, nous enregistrons......	42	124	72
	Convulsions pendant l'injection.			
5 h. 55 m.	Fin de la 5me injection.................	12	88	40
6 h. —	Avant le début de la 6me injection...	16	96	4
	Au cours de cette injection la respiration s'arrête et nous pratiquons la respiration artificielle. Le cœur continue à battre.			
6 h. 7 m.	Fin de l'injection..........................	12	36	R.A.
6 h. 10 m.	....	8	24	R.A.
6 h. 12 m.	Mort	0	0	—

Si nous consultons les 3 colonnes de chiffres obtenues plus haut, nous voyons que, en ce qui concerne la pression, elle baisse dès le début de l'expérience, et, d'une façon générale, descend graduellement et progressivement jusqu'à la mort.

Le nombre des pulsations, qui a augmenté légèrement au commencement de l'injection, ne tarde pas à diminuer. La courbe du pouls de même que celle de la pression a généralement dès lors tendance à baisser jusqu'à la fin, mais elle présente des irrégularités beaucoup plus accentuées.

En ce qui concerne la respiration, nous n'aurions qu'à répéter ce qui a été dit plus haut.

Donc en résumé : Pression et pulsations diminuent dès le début et continuent cette marche d'une façon plus ou moins irrégulière, mais constante jusqu'à la mort.

Expérience No 2.

Lapin de 1870 gr.

Injection dans la veine jugulaire gauche 31,5 cm^3 de solution de narcyl à 1 : 125 ; soit 0,14 cgr. de narcyl par kilogramme.

Trachéotomie.

		Pr.	Puls.	Resp.
A 4 h. 52 m.	On commence l'expérience..............	104	236	72
4 h. 54 m.	On pratique la première injection.			
4 h. 59 m.	Fin de l'injection.			
5 h. 5 m.	Immédiatement avant la 2me injection on a..................................	100	304	100
5 h. 10 m.	Fin de l'injection.			
5 h. 15 m.	Avant la 3me injection..................	111	176	112
5 h. 21 m.	Fin de la 3me injection, au cours de laquelle nous observons quelques secousses convulsives.			

		Pr.	Puls.	Resp.
5 h. 25 m.	Avant le début de la 4me injection...	92	108	108
	Le cœur devient irrégulier. Convulsions intenses à la fin de l'injection.			
5 h. 29 m.	Fin de l'injection.			
	Rythme couplé.			
5 h. 39 m.	Début de la 5me injection avant laquelle on enregistre........................	64	144	128
5 h. 44 m.	Fin de l'injection.			
5 h. 49 m.	Cœur très irrégulier; la pression subit de grandes oscillations.			
5 h. 57 m.	Début de la 6me injection avant laquelle on enregistre........................	38	112	84
6 h. —	Fin de l'injection.			
	Convulsions.			
6 h. 8 m.	Avant le début de la 7me injection......	32	132	76
6 h. 12 m.	Fin de l'injection............................	16	48	12
6 h. 14 m.	Mort	0	0	0

Ici, nous observons le même phénomène que dans l'expérience précédente. La pression tombe dès le début graduellement jusqu'à la mort.

Les pulsations accélérées au début, se ralentissent ensuite progressivement en même temps que le cœur manifeste une faiblesse de plus en plus profonde.

La respiration accélérée dès le début ne s'est ralentie que tout à fait vers la fin de l'expérience.

Nous avons fait 13 autres expériences du même type avec des résultats semblables.

Expérience N° 3.

Lapin de 2005 gr.

Injection continue dans la veine jugulaire gauche d'une solution de narcyl à 1 : 125.

Pression prise dans la carotide.

Trachéotomie.

	Pr.	Puls.	Resp.
Début de l'expérience à 3 h. 29 m.			
On commence l'injection qui est faite à raison de 1 cm³ par minute	100	240	200
	80	252	200
	68	260	200
Les convulsions commencent	52	240	232
La respiration devient incomptable	34	96	—
Le cœur est très irrégulier et se ralentit d'une façon très nette.			
On pratique la section des pneumogastriques	24	98	124
La respiration s'arrête	14	92	0
On fait la respiration artificielle, le cœur continue à battre pendant 2 minutes	10	64	R.A.

Cette expérience a été répétée 4 fois avec le même résultat, bien que la section des pneumogastriques n'ait pas toujours été aussi tardive.

Elle nous montre que la section des pneumogastriques n'influence nullement l'action ralentissante du narcyl sur le cœur.

B. **Expériences sur le chien**

Chez le chien nous avons expérimenté de deux façons. La première expérience était destinée à démontrer les phénomènes initiaux qui résultent de l'injection du narcyl; dans notre deuxième expérience, nous avons mené les injections jusqu'à la mort.

Nous relatons ici le résultat de ces deux expériences :

Expérience N° 1.

Chien de 10 kilogr. 200 gr.

Pression prise dans l'axillaire droite au moyen du kymographion de Ludwig.

Injection dans la veine saphène gauche de 0,35 cgr. de narcyl en solution à 1 : 125, rendue isotonique au moyen de chlorure de sodium à 8 $^0/_{00}$.

On a injecté 0,05 cgr. de narcyl à la fois, soit 6 ¼ cm.$_3$ de solution.

Entre la fin de chaque injection et le début de la suivante on laissait un intervalle de 2 minutes.

La durée de chaque injection était d'une minute.

Les notations sont prises immédiatement avant l'injection, c'est-à-dire le plus loin possible de l'injection précédente.

		Pr.	Puls.	Resp.
A 4 h. 57 m.	Début de l'expérience	152	105	19
4 h. 59 m.	On pratique la première injection de 0,05 gr. de narcyl. Environ 25 secondes après le début on observe une légère baisse de la pression qui ne tarde pas à remonter, de sorte que,			
à 5 h. 1 m.	on a	160	130	48
A 5 h. 2 m.	Nous avons	155	138	48
5 h. 5 m.	3me injection	148	158	33

		Pr.	Puls.	Resp.
5 h. 8 m.	4me injection	148	155	30
	Jusqu'à la 4me injection les effets sont peu marqués. La respiration s'est ralentie relativement (reste accélérée). La pression tend à devenir normale. Le nombre des pulsations se maintient au-dessus de la normale. L'animal est agité mais il se laisse calmer facilement.			
5 h. 11 m.	5me injection	140	142	28
	Après la 5me injection surviennent des secousses convulsives. La pupille est légèrement contractée. L'animal fait des efforts pour vomir. La pression continue à baisser.			
5 h. 12 m.	Fin de la 5me injection	132	142	30
5 h. 14 m.	6me injection.			
5 h. 17 m.	7me injection	110	145	30
	Immédiatement après cette 7me injection (0,35 gr. de narcyl) les phénomènes deviennent inquiétants: secousses de la tête et du tronc. L'état convulsif s'accentue. Le cœur devient très irrégulier. Menaces de syncopes.			
5 h. 19 m.	A ce moment on interrompt les injections	70	85	33
5 h. 20 m.	Même état, mais la pression se relève, ainsi que le nombre des pulsations	95	120	33
5 h. 21 m.	La respiration ne peut pas être comp-			

		Pr.	Puls.	Resp.
	tée. Les secousses convulsives et le tremblement généralisé continuent.			
5 h. 24 m.	On pratique une injection de 0,005 gr. d'atropine. Cette injection ne produit aucun effet accélérateur sur le cœur	123	140	—
5 h. 29 m.	L'animal est remis en liberté	132	135	23

Il est dans un état d'agitation violente, cherche à s'enfuir, mais n'y parvient pas, ayant les membres parésiés.

Les pattes antérieures sont fortement écartées de côté et d'autre.

Le lendemain le chien est complètement remis.

Expérience No 2.

Chien de 4500 gr.

Pression prise dans la fémorale au moyen du kymographion de Ludwig.

Injection de 43 cm³ de narcyl en solution à 1 : 125 ; soit 0,32 cgr. de narcyl.

		Pr.	Puls	Resp
3 h. 48 m.	Début de l'expérience	120	80	13
3 h. 49 m.	1re injection.			
3 h. 50 m.	Fin de l'injection	50	148	40
3 h. 52 m.	2me injection.			
3 h. 53 m.	Fin de l'injection	70	130	15
	L'animal présente de petites secousses convulsives qui, au bout d'une			

		Pr.	Puls	Resp.
	minute, deviennent plus fortes. Salivation et larmoiement abondants.			
3 h. 55 m.	Trémulation intense.			
	On interrompt les injections et on attend l'évolution des phénomènes.			
3 h. 57 m.	A cause de l'état convulsif de l'animal la respiration ne peut pas être comptée..	50	96	—
3 h. 59 m.	Convulsions intenses épileptiformes.			
4 h. —	L'animal se calme peu à peu...........	70	120	—
4 h. 3 m.	On agit plus prudemment et la 3me injection n'est que de 3 cm^3.			
4 h. 4 m.	Fin de l'injection............................	70	124	—
4 h. 6 m.	4me injection..................................	60	110	—
4 h. 7 m.	Fin de l'injection. Tétanos. Salivation abondante.			
4 h. 9 m.	5me injection..................................	45	95	—
4 h. 10 m.	Fin de l'injection. Tétanos et convulsions intenses.			
4 h. 12 m.	6me injection..................................	35	90	—
	Dès lors on pratique une injection continue à raison de 1 cm^3 par minute.			
4 h. 14 m.	....	34	88	12
4 h. 16 m.	....	30	84	16
4 h. 20 m.	....	20	68	20
4 h. 22 m.	Trémulation continue. Convulsions de temps en temps.			
4 h. 24 m.	Respiration spasmodique.................	14	48	8
4 h. 26 m.	Les battements du cœur cessent.			
4 h. 29 m.	La respiration cesse à son tour.			

En examinant l'action du narcyl sur l'appareil cardiovasculaire, nous voyons que, en ce qui concerne la pression, chez le lapin, elle baisse dès la première injection, graduellement et progressivement jusqu'à la mort, présentant au cours de cet abaissement des oscillations plus ou moins variables.

Chez le chien l'abaissement de la pression est précédée par une ascension passagère, qui cependant n'amène jamais la pression à dépasser la normale d'une façon très accentuée.

Si nous voulions maintenant comparer les effets du narcyl sur la pression, avec ceux produits par la morphine et ses dérivés, nous pourrions les résumer dans le tableau suivant; en ne tenant compte que des phénomènes observés avant le début des grandes convulsions éclamptiformes.

Morphine. Au début, descente plus ou moins irrégulière. Ensuite la pression monte d'une façon nette et dépasse la normale, avant l'apparition des convulsions.

Codéine. Au début, normale ou légèrement abaissée. La pression monte ensuite rapidement et fortement jusqu'à l'apparition des convulsions.

Dionine. Légère baisse une ou deux minutes après le début de l'injection; ensuite ascension de la pression plus considérable encore qu'avec la codéine.

Héroïne. Chute brusque de la pression; ensuite légère tendance à la hausse interrompue très rapidement par l'intervention de la crise éclamptiforme.

Péronine. — Ascension assez marquée, et toujours en rapport avec des mouvements de défense. Au bout d'une minute chute brusque, sans réascension préconvulsive.

Narcyl. — Baisse de la pression s'effectuant progressivement, mais d'une façon un peu irrégulière et se continuant non seulement dans la période préconvulsive mais encore alors que les convulsions ont atteint leur maximum.

Ici encore nous pouvons observer combien l'action du narcyl diffère de celle des corps auxquels on l'a comparé. Seule la péronine donne lieu à une baisse de la pression; cette chute il est vrai est encore plus brusque que celle provoquée par le narcyl.

Il nous reste à étudier l'influence du narcyl sur les pulsations.

En regardant les tracés obtenus avec le lapin ainsi que ceux obtenus avec le chien, nous voyons que chez ce dernier le narcyl au commencement produit toujours une augmentation du nombre des battements cardiaques; chez le lapin cette accélération est moins marquée ou même nulle; et bientôt la courbe des pulsations s'abaisse continuellement jusqu'à la fin.

Nous allons établir un tableau comparatif semblable à celui de la pression, afin de rendre apparente la différence entre les propriétés du narcyl vis-à-vis du cœur du lapin et celles des corps auxquels il est logique de le comparer.

Morphine. — Le nombre des pulsations diminue aussitôt après l'injection; la courbe continue à baisser d'une manière progressive.

Codéine. — Chute de même valeur à peu près, mais se faisant plus brusquement, en raison de l'évolution beaucoup plus rapide de l'intoxication. Toutefois, avant les convulsions, il se produit un léger retour vers la normale.

Dionine. — Ralentissement des battements cardiaques se rapprochant beaucoup de celui produit par la codéine, et suivi comme pour celle-ci d'une tendance au retour vers la normale.

Héroïne. — Chute plus brusque encore que celle des deux corps précités, mais suivie encore d'un mouvement d'ascension de la courbe que les convulsions viennent troubler bien avant le retour vers la normale.

Péronine. — Chute très brusque de la courbe des battements du cœur sans la moindre tendance à la réascension.

Narcyl. — Ralentissement assez brusque des battements du cœur se continuant jusqu'à la mort, sans aucune tendance à une accélération quelconque, même pendant la période fortement convulsive.

En outre de cet abaissement de la pression, et des changements dans la rapidité du pouls, le narcyl produit des modifications cardiaques que démontrent les tracés. En les examinant, en effet, nous constatons que le rythme des battements du cœur est profondément modifié; l'on voit survenir des irrégularités dont certaines sont plus ou moins inquiétantes; ainsi, en dehors du rythme couplé, si banal chez nos animaux en expérience, on voit apparaître d'une façon assez précoce des faux pas du cœur, souvent même des menaces de syncopes assez alarmantes. Ces phénomènes démontrent qu'avec le narcyl le cœur est atteint rapidement et profondément. En examinant ces tracés l'on pourrait se demander si ces arrêts cardiaques ne seraient pas dus à une entrée en jeu momentanément excessive de l'appareil modérateur. Mais à diverses reprises, soit chez le chien, soit chez le lapin, ayant constaté ces phénomènes, nous avons sectionné les pneumogastriques, ou nous avons injecté de l'atropine dans les vaisseaux, ceci sans modifier en rien les altérations du rythme cardiaque que nous venons de signaler. Ces altérations, comme du reste le ralentissement, lequel résiste aux interventions que nous venons de rapporter, sont donc symptomatiques d'un affaiblissement soit du myocarde, soit de l'appareil excitomoteur du cœur.

Il semble dès lors que si les fonctions respiratoires et les fonctions cardiovasculaires sont atteintes en même temps dès le début de l'intoxication par le narcyl, les premières l'étant dans le sens de l'excitation, il n'en est point de même des secondes.

Tandis que le lapin présente d'emblée un ralentissement du pouls qui accompagne la chute de la pression, le chien, il est vrai, nous montre une accélération des battements du cœur. Mais cette accélération n'est point une manifestation d'énergie accrue. Non seulement elle coïncide avec un abaissement de la pression, ou elle le précède de peu, mais encore ce cœur qui bat vite est sujet à des accidents qui démontrent son affaiblissement. C'est cette constatation qui nous permet de conclure que le narcyl est un débilitant cardiaque, car nous reconnaissons volontiers que l'abaissement de la pression pourrait résulter exclusivement d'une vasodilatation compensant, et au-delà, les effets d'une excitation du cœur.

D'ailleurs les résultats des expériences dans lesquelles nous avons continué l'injection après l'arrêt de la respiration naturelle et en remplaçant aussitôt celle-ci par la respiration mécanique, plaident également en faveur de la nocivité réelle du narcyl à l'égard du cœur. Car, en pareil cas, l'on a à peine le temps de faire pénétrer quelques centimètres cubes de la substance, avant que le cœur ne s'arrête à son tour. Or, des dérivés de la morphine, seule la péronine se conduit de la même façon; avec les autres il faut injecter, après l'arrêt de la respiration, et pour tuer le cœur, des doses du poison cinq à sept fois plus considérables que celles qui ont tué le centre respiratoire.

CHAPITRE IV

CONCLUSIONS

Si nous cherchons à donner en quelques lignes une idée d'ensemble des résultats expérimentaux que nous avons exposés successivement au cours de ce travail, nous voyons le narcyl bien différent, dans son mode d'agir, et de la morphine et de ses éthers.

En effet, ce qui frappe d'emblée c'est que chez le lapin, et même le chien, le narcyl est bien moins nettement somnifère non seulement que la morphine, mais même que la codéine. Chez le lapin surtout toute la première partie de l'action du médicament est dominée et troublée par l'accélération respiratoire à forme dyspnéique. Puis, si l'on force la dose au lieu de la torpeur qui s'empare de l'animal traité par la morphine et que l'on retrouve, quoique à un moindre degré chez celui qui a reçu de la codéine, c'est une sorte de paralysie qui s'installe indépendamment, semble-t-il, et d'une action somnifère si ce n'est que très minime, et d'une notable atténuation des fonctions psychiques. Chez le chien et par injection sous-cutanée l'action hypnotique est un peu plus accentuée, mais encore bien superficielle quoique capable de faire concevoir une action sédative légère chez l'homme.

La modicité extrême des phénomènes d'hypnose rapprocherait, semble-t-il, le narcyl de la dionine — mais l'état paralytique qu'il produit est infiniment plus accentué.

Si l'on continue l'expérience, l'augmentation de la dose injectée fait éclater la convulsion très semblable dans son augure à celle de la morphine. Dès lors le tableau se déroule semblable à celui qui caractérise l'empoisonnement par cet alcaloïde. Au cours de la première période de l'action du narcyl, ce qui le distingue encore de la morphine c'est une moins grande intensité des phénomènes d'anesthésie — et semble-t-il aussi un myosis un peu moins accentué.

Quant aux phénomènes d'excitation que présente la morphine chez le chat, et chez le cobaye qui reçoivent le médicament dans les circonvolutions, il ne se sont point produits chez ceux de nos animaux avec lesquels nous avons expérimenté : ce qui semble faire du narcyl un médicament peu susceptible de produire d'euphorie. Cette inactivité, on le conçoit, peut être un inconvénient ou un avantage : inconvénient lorsqu'on cherche la sédation d'un état douloureux avec symptômes angoissants ; avantage lorsqu'on craint de voir s'établir l'habitude à un toxique excitant (narcyclomanie).

L'étude spéciale des effets du narcyl sur l'appareil respiratoire nous a fait constater deux ordres de faits intéressants et dont le premier place le médicament nouveau dans une classe bien différente de celle de la morphine et de ses éthers. Tandis que la morphine injectée dans les veines ralentit la respiration, dès le début de son action, le narcyl l'accélère dans une forte proportion. Dans la suite cette accélération tend à s'atténuer un peu dans son intensité sans que pour cela la courbe des mouvements respiratoires devienne normale ; en réalité la respiration persiste à être plus rapide que physiologiquement jusqu'au moment où débutent les convulsions. Puis au cours de la période convulsive commence un ralentissement qui va s'accentuant jusqu'à la mort.

Ainsi se dessine un tracé qui rappelle celui de la *deuxième période* de l'action de la morphine, de cette période qui débute par l'ascension préconvulsive de la courbe de la respiration pour se continuer par les irrégularités du début de la période convulsive puis par le ralentissement terminal.

Il semblerait donc, si l'on peut conclure de l'animal à l'homme, qu'à l'inverse de la morphine le narcyl ne doit point posséder l'action eupnéique si précieuse au thérapeute.

Par contre nos expériences d'inhalations ammoniacales nous montrent le narcyl agissant à la façon de la codéine. Au premier abord il peut paraître étrange que l'action déprimante sur le centre respiratoire étant étrangère aux doses médicamenteuses du narcyl, ce médicament puisse posséder une action sédative de la toux. Mais en y réfléchissant il n'est point obligatoire que les deux activités thérapeutiques soient indissolublement liées, et, du reste, leur indépendance était démontrée déjà par les résultats des expériences comparatives faites avec la morphine d'une part, la codéine de l'autre.

Mais il est un point sur lequel nous devons particulièrement insister, c'est l'action cardiovasculaire du narcyl. Nous avons exposé plus haut les raisons qui nous font admettre que cette action s'exerce dans le sens d'un affaiblissement de l'énergie du cœur et peut-être aussi de la résistance vasculaire. Cette action sur le cœur et les vaisseaux doit, en thérapeutique, être prise en sérieuse considération, puisque dans la majorité des cas c'est au cours d'affections respiratoires où il n'est pas sans intérêt de ménager, et même d'améliorer les fonctions cardiaques que nous serons amené à prescrire le narcyl.

En résumé :

1. Le narcyl est un médicament surtout convulsivant; la phase convulsive est précédée d'un état de faiblesse musculaire très accentuée. Le narcyl n'est que très légèrement somnifère, il provoque plutôt de l'abattement que le sommeil. La sensibilité générale n'est que tardivement et très légèrement atténuée par le narcyl.

2. Son action sur la respiration est excitante au début, déprimante ensuite. Dans cette deuxième période le rythme respiratoire est profondément atteint.

3. Le narcyl comme sédatif de la toux paraît au moins aussi efficace que la codéine et, à action déprimante égale, supérieur à la morphine. Mais cette action sédative s'accompagne d'un état de faiblesse musculaire très apparent.

4. Les effets cardiovasculaires semblent démontrer que cette substance atteint le cœur d'une manière précoce et intense. Le narcyl abaisse la pression et diminue le nombre des pulsations. En même temps le rythme des battements du cœur subit des modifications telles, qu'il permet de considérer le narcyl comme un médicament dangereux par rapport au cœur.

5. L'expérimentation semble indiquer que le narcyl ne peut pas être considéré comme un médicament de valeur supérieure à la codéine; la coïncidence d'une atténuation de la sensibilité de l'appareil trachéobronchique, avec une excitation du centre respiratoire serait, au premier abord, très encourageante; et de ce

fait le narcyl paraît être propre à répondre à certaines indications que ne remplissent bien ni la morphine ni même la codéine; mais son action sur le cœur le place dans la majorité des cas sur un rang inférieur à cette dernière substance.

www.ingramcontent.com/pod-product-compliance
Lightning Source LLC
LaVergne TN
LVHW012002160826
845678LV00002B/669

* 9 7 8 2 3 2 9 6 6 8 7 2 7 *